Entschlacken Entgiften Detox

*Entschlackungskur für Körper,
Darm, Leber, Nieren &
Lunge
Mit Entschlackung reinigen
Inkl. Ernährungstipps,
Lebensmittelliste &
Tagesplan
Buch ist für Anfänger geeignet*

Entschlacken und entgiften – Wege zur natürlichen Reinigung des Körpers

Der Arbeitstag ist lang. Es wird träge im Büro, im Auto oder in der Wohnung gesessen. Arbeitsdruck, Stress und zu wenig Bewegung sind eine große Belastung für den Körper. Sie fühlen sich schlapp, müde, motivationslos und sind einfach nur noch froh, wenn Sie zu Hause sind und sich um nichts mehr kümmern müssen. Da kommen die vielen Möglichkeiten der Essensbeschaffung nur ganz recht.

Das moderne Leben bringt mit seinen vielen unterschiedlichen Formen der Ernährung eine Belastung für den Körper mit sich, weil vielfach die Zeit für einen gesunden ausgewogenen Lebensstil fehlt. In der Mittagspause werden Burger, Döner oder Pommes Frites mit Gyros gegessen.

Für zwischendurch liegen in der Schreibtischschublade Schokolade, Kekse, Gummibärchen & Co., die als Nervennahrung dienen. Abends zur Entspannung gibt es Wein oder ein Bierchen und die obligatorische Tüte Chips, die beim Fernsehen verzehrt wird.

Bei einer genaueren Betrachtungsweise des Lebensstils kommt schnell der Gedanke auf, dass der Körper von den modernen Altlasten befreit werden müsste. Ab und zu den Körper entgiften, entschlacken und generalisieren hört sich doch gar nicht so verkehrt an. Tatsächlich sind viele Methoden zu finden, die überflüssigen Belastungen entgegenwirken. Vor allen Dingen stehen dabei eine Reinigung des Verdauungstraktes und eine Entgiftung der Leber im Vordergrund.

Durch Fasten und übermäßige Flüssigkeitszufuhr soll der Körper von Giftstoffen und Schlacken befreit werden.

Gerade die Naturheilkunde geht davon aus, dass eine regelmäßige Entschlackungskur notwendig ist. Die Schulmedizin vertritt hingegen die Meinung, dass es nichts Unsinnigeres und Überflüssigeres gibt. Das ist sogar mitunter richtig, wenn die eigene Entgiftung im Körper richtig funktioniert. Sie können aber mit einer Entschlackungskur das Entgiften im Körper unterstützen.

Gut durchdachtes Entgiften und Entschlacken befreit den Körper von Giftstoffen und sorgt dafür, dass überflüssige Pfunde purzeln. Die Organe werden entlastet, das Immunsystem gestärkt, der Körper vor Krankheiten geschützt und der Heilungsprozess beschleunigt. Entgiftungs- und Entschlackungskuren sind sinnvolle Maßnahmen und sorgen für Wohlbefinden. Entschlackung regt die Fantasie an und erzeugt ein Bild, wie man gerne sein möchte. Schlank, gesund, voller Energie und schön!

Was ist der Grund, dass Sie sich für eine Entschlackungskur entschieden haben? Wollen Sie mit der Entgiftung und Entschlackung ein paar überflüssige Kilos verlieren, das Hautbild verbessern, die Verdauung wieder in Gang bringen, der ständigen Müdigkeit den Kampf ansagen, sich fitter fühlen und dem stressigen Alltag mit mehr Leichtigkeit und Energie entgegentreten? Oder sind es chronische Krankheiten und eine längere medikamentöse Behandlung, die Sie belasten und denen Sie mit entschlacken und entgiften die Stirn bieten wollen?

Nicht nur in diesen Fällen ist eine Entschlackung gut, sondern auch als Gesundheitsprophylaxe und in solchen Phasen, indenen Sie sich tagtäglich mit neuen Wehwehchen konfrontiert sehen.

Entschlackungskuren, eilt der Ruf voraus, dass sie ein Allheilmittel sind und in Ihrem Leben eine neue Ära einläuten.

Ihr Dasein vor und nach der Entschlackungskur:

In der Zeit davor haben Sie sich mit Müdigkeit, Konzentrationsstörungen, Abgeschlagenheit und Krankheiten herumgequält. Das Leben nach einer Entschlackungskur präsentiert einen ganz neuen Menschen, der schlank, energiegeladen, gesund und leistungsfähig ist.

Durch diese Aussichten haben Entschlackungskuren Hochkonjunktur. Allerdings wurde dem Kind ein neuer Name gegeben, der sich mittlerweile als aktuelles Zauberwort etabliert hat. Gemeint ist Detox, was ins Deutsche übersetzt nichts anderes als entgiften bedeutet.

Was ist der Unterschied zwischen dem Entschlacken, Entgiften und Detox?

Traditionelle Entschlackungskuren umfassen viele verschiedene Maßnahmen, die über mehrere Wochen durchgeführt werden und erinnern nicht an eine Crash Diät, die Sie nur ein paar Tage praktizieren müssen, um das gewünschte Ziel zu erreichen.

Bei den modernen Detox-Kuren soll entschlacken und entgiften mit nur ein bis zwei Detox-Drinks und speziellen Kapseln funktionieren. Im Handumdrehen erhalten Sie Ihre Traumfigur.

Bereits nach maximal drei Tagen haben Sie Ihren Körper entschlackt und entgiftet und starten in ein gesundes Leben durch. Halt! Stopp! Das soll wirklich so einfach funktionieren?

Unter dem Aspekt, dass Detox in solch kurzer Zeit funktionieren soll, sehen Forscher und Schulmediziner eine solche Entschlackungskur als Quatsch, Blödsinn und Humbug an. Sie haben damit sogar recht, da diese angebliche Crash-Entgiftung an bestimmte Produkte gebunden ist und anstelle einer Mahlzeit dem Körper zugeführt werden. Diese Produkte taugen nicht zum Entgiften und Entschlacken, sondern sind nur ein Werbeversprechen.

Neben der Ablehnung von sogenannten Detox-Kuren stehen auch Entschlackungskuren auf der schwarzen Liste der Fachleute, weil sie glauben, dass es im Körper keine Schlacken gibt. Anerkannt wird dieses Wort nur in Verbindung mit der Metallverarbeitung. Dabei entstehen im Verlauf des Schmelzens Rückstände, sogenannte „Schlacke". Im menschlichen Körper findet ja keine Erzverarbeitung statt, die solche „Schlacke" hervorrufen könnte.

Das Wort „Schlacke" hat aber durchaus mehrere Bedeutungen und bezeichnet nicht nur Schmelzrückstände, sondern auch Stoffe, die nicht im Überfluss und über einen längeren Zeitraum in den menschlichen Körper gehören.

Trotzdem sind sie im Organismus vorhanden, stellen eine Belastung dar und können auf lange Sicht gesehen sogar krank machen. Genau diese Bedeutung versteht die Naturheilkunde und dem Begriff „Schlacken".

Schlacken – was ist das überhaupt?

Das Wort „Schlacken" wird für die Bezeichnung von Stoffen verwendet, die während des Stoffwechselprozesses im Körper entstehen und nicht vollständig ausgeleitet und abgebaut werden. Dazu gehören beispielsweise Homocystein, Cholesterin und bestimmte Säuren, wo auch die Harnsäure zugehört.

Bei den Schlacken im Körper handelt es sich um Stoffe, die sich in drei Gruppen einteilen lassen:

1. Schlacken wie **Cholesterin, Homocystein** und **Harnsäure** entstehen während der Verstoffwechselung und werden nur unzureichend aus dem Körper wieder abgeleitet. Die Gründe dafür sind unterschiedlich:

➥ Durch eine ungesunde, unpassende
Ernährung stellt der Körper eine zu hohe
Menge der Stoffe bereit.

➥ Durch eine Überlastung des Organismus
können die Ausleitungsorgane wie Haut,
Leber, Nieren, Darm und Lunge die
Schlacken nicht vollständig aus dem
Körper abtransportieren.

➥ Es sind keine wichtigen Vitalstoffe oder
Basen vorhanden, die für Abbau und
Neutralisierung verantwortlich sind.

➥ Eine falsche Ernährung und ungesunde
Lebensweise über Jahre hinweg, führt zu
einer Stoffwechselstörung. Sie ist dafür
verantwortlich, dass sich übermäßig
Schlacken und Gifte im Körper
ansammeln.

2. In jeder einzelnen Zelle entstehen
kontinuierlich Schlacken beziehungsweise
Stoffwechselabfallprodukte. Diese
Zellenabfälle müssen entsorgt werden.

Der Vorgang wird als Autophagozytose
bezeichnet und bedeutet nichts anderes als
eine zelleigene Entschlackung. Dieser Prozess
sollte eigentlich jedem Mediziner bekannt sein.
Denn eine gut funktionierende
Autophagozytose sorgt für beste Gesundheit.
Wird die zelleigene Entschlackung ausgebremst
führt dieses mit der Zeit zu chronischen
Erkrankungen. Darum raten Wissenschaftler
seit Ende 2017, dass beim entschlacken und
entgiften auch die zelleigene Entschlackung mit
einbezogen werden sollte.

3. Toxische Stoffe lassen sich auch als
Schlacken bezeichnen. Sie werden dem Körper
durch die Luft, Wasser, Nahrungsmittel,
Kosmetika, Zahnfüllungen, Medikamente,
Alkohol, Nikotin, koffeinhaltige Getränke und
Körperpflegeprodukte zugeführt. Aus den
bereits genannten Gründen kann der
Organismus diese auch nur unzureichend aus
dem Körper wieder ableiten.

Vielfach schwächen sie sogar die Entgiftungsfähigkeit, da der Organismus für manche Stoffe nur unzureichende oder gar keine Entgiftungsstrategien bereithält. Dazu gehört beispielsweise Quecksilber. Weitere Stoffe, die Sie tagtäglich von außen aufnehmen sind:

- Umweltgifte, die durch Abgase und Industrie in der Luft vorhanden sind
- Chemikalien, die aus Pflanzenschutzmitteln stammen
- Hormone, die Sie über das Trinkwasser und Fleisch aufnehmen
- Schwermetalle
- Schadstoffe aus Textilien
- schädliche Stoffe aus Baumaterialien
- Nikotin und andere giftige Substanzen wie beispielsweise aus E-Zigaretten
- Parasiten, Bakterien und Pilze. Ihre Stoffwechselabbauprodukte haben

oftmals eine toxische Wirkung im menschlichen Organismus.

Es gibt mehr als 100.000 unterschiedliche toxische Chemikalien, die produziert werden und auf der ganzen Welt zum Einsatz kommen. Daher dürfte jedem klar sein, dass auch in Ihrem direkten Umfeld zahlreiche Giftstoffe permanent präsent sind. Sie strapazieren das Immunsystem, genauso wie Ihre Entgiftungsorgane und stellen täglich immer wieder eine große, kaum überwindbare Herausforderung für den Organismus dar.

So gibt es immer wieder Warnungen von Forschern im Bezug auf eine Quecksilberbelastung von Seefischen. Schon in kleinsten Mengen kann dieses Gift gravierende Folgen für die Gesundheit haben. Neuerdings geht man sogar davon aus, dass es eine Verbindung zwischen Quecksilber und Autoimmunerkrankungen gibt.

Entschlacken und entgiften wird vielfach immer noch als Scharlatanerie und Quacksalberei bezeichnet.

Allerdings gibt es auch Mediziner und Wissenschaftler, die mittlerweile nicht mehr die Existenz von Schlacken im menschlichen Organismus ausschließen.

Diese bleiben aber nicht lange im Körper, da die Gifte über die Entgiftungs- und Ausscheidungsorgane nach wenigen Stunden neutralisiert und wieder vollständig abgeführt werden. Genauso hegen diese Fachleute die Annahme, dass es zu Problemen bei der Autophagozytose in den einzelnen Zellen kommen kann.

Unter diesen Voraussetzungen ist entschlacken und entgiften natürlich Unsinn. Diese Denkweise zeigt aber einen völlig falschen Blickwinkel auf.

Denn wie Sie bereits gelesen haben, gibt es oftmals Einschränkungen bei der körpereigenen Entgiftung und Entschlackung, die gesundheitliche Beeinträchtigungen hervorruft.

Die Annahme einer optimalen Funktionsweise der Ausleitungsorgane, wie die Schulmedizin sie beschreibt, wäre der Tod vieler Ärzte und Krankenhäuser, da es viel weniger kranke Menschen geben würde.

Krankheiten treten erst auf, wenn der Stoffwechsel nicht mehr richtig funktioniert und dadurch die Ausleitung von giftigen Stoffen und Schlacken nicht mehr optimal erfolgt.

Maßnahmen, die den Körper entschlacken und entgiften sind daher nicht nur reine Geldmacherei und völliger Unsinn, sondern eine intelligente Lösung, um Heilungsprozesse zu fördern und Krankheiten vorzubeugen.

Entschlacken und entgiften des Körpers ist dringend erforderlich

Die Entgiftungsmechanismen und Ausleitungsorgane werden durch die heutige Schlacken- und Schadstoffflut in einem hohen Maße belastet, sodass sie trotz erbrachter Höchstleistung nicht mehr alle ankommenden Giftstoffe und Schlacken neutralisieren und ausleiten können.

Zahlreiche Studien haben gezeigt, dass im menschlichen Blut, dem Fettgewebe, in Leber, Nieren, Haut und Verdauungsorganen hunderte von Giften zu finden sind.

Alleine im Blut sind Forscher auf 150 verschiedene Gifte gestoßen. Bei den Untersuchungen wurde nicht nach allen existierenden Giften, sondern nur nach bestimmten Schadstoffen geschaut.

Auszuschließen ist daher nicht, dass es viele weitere Toxine gibt, die den Körper belasten, auch wenn bei den Untersuchungen nicht genauer danach gesucht wurde.

In einer weiteren Studie aus dem Jahr 2005 haben Mediziner das Blut aus der Nabelschnur untersucht, mit dem Säuglinge im Mutterleib versorgt werden. Insgesamt wurden 287 Chemikalien darin gefunden. Im Jahr 2009 erfolgte die Follow-Up-Studie, die 237 giftige Substanzen nachgewiesen hat. Dementsprechend bekommt der Organismus eine deutlich höhere Menge an Schlacken und Giften, die für ihn kaum zu bewältigen sind.

Die Ausleitungsorgane sind bereits durch Alkohol, Koffein und Zigaretten völlig ausgelastet, da die Verarbeitung große Kapazitäten einnimmt. Für andere Gifte bleibt nicht mehr viel übrig.

Die heute übliche Ernährung besteht vielfach aus Produkten, die zu einer erhöhten Schlackenbildung führen.

Zudem sorgen die Lebensmittel dafür, dass es zu einer Unterversorgung mit wichtigen Vitalstoffe und Mikronährstoffe kommt. Doch gerade diese sind lebensnotwendig für die Entgiftung und Entschlackung des Körpers, um die eigene Entgiftung nicht noch weiter herabzusetzen.

Wer sich intensiv mit dem Thema „entgiften und entschlacken" auseinandersetzt, wird den Sinn verstehen und die verschiedenen Methoden nicht mehr anzweifeln. Doch beeinflusst, unterstützt und entlastet entschlacken und entgiften die einzelnen Organe wirklich?

Entschlackung und Entgiftung der Leber

Das Hauptentgiftungsorgan in Ihrem Körper ist die Leber, die mit einzigartigen Mechanismen ausgestattet ist. Sie verfügt über spezielle Enzyme, die rund um die Uhr so viele Gifte wie möglich unschädlich machen. Ihre Leber kann aber noch viel mehr. Mit der Gallenflüssigkeit leitet Sie Giftstoffe in den Darm, die Sie anschließend über die Verdauung ausscheiden. Bei anderen Giftstoffen erfolgt eine Neutralisierung. Gleichzeitig werden sie wasserlöslich gemacht und zu den Nieren transportiert. Von dort aus erfolgt eine Ausleitung mit dem Urin. Da aber Alkohol und Medikamente die Leber schädigen können, ergibt sich eine Einschränkung der Entgiftungsleistung, wie auch der Schulmedizin bekannt ist.

Die Leber wird aber nicht nur von Alkohol und Medikamenten, sondern auch von einem maßlosen Lebensstil, über die Maßen hin belastet. Darum ist es nicht verwunderlich, dass die ursprüngliche Leistungsfähigkeit, die auch im mittleren Alter noch vorhanden sein sollte, deutlich eingeschränkt ist. Eine nicht zu unterschätzende Erkrankung ist die Fettleber, die vielfach in den Industrienationen diagnostiziert wird. Daher hat die Behauptung, dass die Leber alle Giftstoffe in wenigen Stunden aus dem Körper ausleitet keinen Bestand und ist weder wissenschaftlich, noch physiologisch untermauert.

Wenn durch Schlacken und Gifte die Leber völlig überfordert ist und gleichzeitig bereits eine Schädigung vorliegt, erfolgt keine Ausleitung der schädlichen Stoffe. Der Körper lagert die schädlichen Stoffe vorzugsweise in den Fettzellen ein, wo sie zur tickenden Zeitbombe werden.

Gerade Schwangeren und stillenden Frauen wird von einer Entschlackungskur abgeraten, weil damit Fett abgebaut und die eingelagerten Giftstoffe freigesetzt werden, die die Gesundheit des Embryos oder Kleinkindes schädigen können.

Ansonsten ist entschlacken und entgiften eine große Entlastung für die Leber. Die Leistungsfähigkeit und Entgiftungskapazität steigt wieder deutlich in die Höhe. Das gleiche passiert auch, wenn Sie den Darm entschlacken.

Entgiften und entschlacken des Darms

Genauso wie die Leber steht auch der Darm durch Gifte und Schlacken vor einer kaum zu bewältigenden Belastung. Das Verdauungsorgan arbeitet durch die moderne Ernährungsweise an seinen Grenzen, weil oft dem Körper reichlich Zucker, kaum Ballaststoffe, viele Weißmehlprodukte, minderwertiges Fleisch und Proteine zuführen, die die Darmflora aus dem Gleichgewicht bringen.

Es kommt zu Gärprozessen, die die Darmflora stören. Die entstehenden schädlichen Bakterien und Pilze erzeugen Stoffwechselgifte. Sie schädigen die Schleimhaut des Darmes und rufen Entzündungen hervor. Über den Blutkreislauf gelangen sie in alle anderen Körperregionen und Organe, belasten die Leber und können zu Kopfschmerzen, Konzentrationsstörungen, Hautunreinheiten,

Allergien und chronischen Entzündungen
führen. Durch die ballaststoffarme Ernährung
und die angeschlagene Darmflora kommt es zu
einer verlangsamten Verdauung, sodass die
enthaltenen Giftstoffe und Schlacken nicht
schnell genug ausgeleitet werden. Es stellt sich
eine schleichende Selbstvergiftung ein. Denn
durch die nicht intakte Darmflora, gelangen die
Gifte vom Darm direkt in den Blutkreislauf und
zur Leber.

Wenn Sie eine Entschlackung und Entgiftung
durchführen, kurbeln Sie nicht nur die
Darmaktivität an, sondern verhindern eine
Selbstvergiftung und zusätzliche Belastung der
Leber. Gleichzeitig wird die defekte Darmflora
und Darmschleimhaut repariert, die vorher der
perfekte Nährboden für schädliche Pilze und
Bakterien war.

Das Immunsystem entschlacken und entgiften

Eine gesunde Darmflora und Darmschleimhaut ist die Grundlage für ein intaktes Immunsystem, welches dafür sorgt, dass Sie gesund bleiben. Daher ist es gar nicht so abwegig, dass Sie mit einer Entschlackungskur Ihrem Körper wirklich etwas Gutes tun.

Ist das Immunsystem intakt, werden sogar kranke Zellen wie beispielsweise Krebszellen erkannt und können bekämpft werden. Die Schulmedizin weiß dieses mittlerweile auch. So könnte eine regelmäßige Entschlackung und Entgiftung eine Stärkung des Immunsystems bereitstellen, die als wirkungsvolle Prophylaxe gegen Krebs einsetzbar wäre. Es wird sogar davon ausgegangen, dass die heute häufig auftretenden Autoimmunkrankheiten durch ein gestörtes Darmmilieu hervorgerufen werden.

Entschlacken und Entgiften ist für viele Mediziner bei der Behandlung von Autoimmunerkrankungen leider keine Option, da sie die Wirkung nicht anerkennen oder nicht wahrhaben wollen.

Dabei würden sie mit dieser Empfehlung das körperliche Wohlbefinden, die Chancen auf Heilung und die Lebensqualität der Betroffenen deutlich verbessern.

Entschlacken und entgiften des Lymphsystems

Das Lymphsystem ist ein wichtiger Baustein der Ausleitungsorgane, da es überflüssiges Wasser aus dem Körper ableitet und damit Wassereinlagerungen im Gewebe vorbeugt. Diese übermäßigen Wasserablagerungen, können getrost auch als Schlacke bezeichnet werden, da sie in der Form nicht in den Körper gehören. Das Lymphsystem ist auch dafür zuständig, in der Zwischenzellflüssigkeit enthaltene Gifte aufzunehmen und zur Leber zu transportieren, damit sie dort entgiftet werden.

Bei diesem Vorgang werden mehrere Lymphknoten passiert. Sie dienen als Filter für die gröbsten Schlacken und Gifte, die in der Lymphflüssigkeit enthalten sind. Das ganze System funktioniert aber nur dann ordnungsgemäß, wenn die Lymphflüssigkeit in Bewegung bleibt.

Kommt es zu einem Stau, ergibt sich eine Blockade in der körpereigenen Entschlackung. Länger als vorgesehen bleiben giftige Stoffe im Körper, greifen das Gewebe an und führen zu oxidativem Stress, wodurch der Bedarf an Antioxidantien deutlich in die Höhe steigt.

In der heute üblichen Ernährung sind aber nur unzureichend Antioxidantien enthalten. Es erfolgt eine Unterversorgung, die Zell- und Gewebeschäden mit sich bringt, woraus Krankheiten entstehen. Bei einer hochwertigen Entschlackungs- und Entgiftungskur wird nicht nur die Versorgung mit Antioxidantien optimiert, vielmehr werden auch Maßnahmen ergriffen, die den Lymphfluss fördern und Stauungen auflösen.

Die Nieren von Schlacken und Giften befreien

Die Nieren sind ein weiterer Bestandteil des Organismus, die für die Entgiftung und Entschlackung im Körper zuständig sind. Sie filtern das Blut und führen die enthaltenen Stoffwechselabfallprodukte wie Harnsäure, Harnstoff und Kreatinin über den Harn aus dem Körper ab. Genau das Gleiche passiert mit überflüssigen Spurenelementen, Mineralstoffen und neutralisierten Säuren. Die Ausleitung der Säuren ist ein wichtiger Schritt bei der Regulierung des Säure-Basen-Haushaltes.

Bei einem Gesundheitscheck wird auch immer die Funktion der Nieren mit untersucht. Immer wieder stellt der untersuchende Arzt fest, dass die Nieren nicht richtig arbeiten oder Nierensteine vorhanden sind. Grund dafür ist eine zu hohe Belastung der beiden Organe.

Zustande kommt die Überlastung mitunter durch die Ernährung und der Lebensweise, wodurch die Arbeit der Nieren deutlich einschränkt wird. Es gibt aber auch Medikamente, die eine Schädigung hervorrufen. Vielleicht trinken Sie nicht genug und ergreifen zu selten oder gar nicht die Gelegenheit, um Ihre Nieren zu entgiften und zu entschlacken.

Wenn Sie eine Entschlackungskur durchführen, spülen Sie mit richtigem trinken, Nieren, Harnwege und Blase tüchtig durch. In Verbindung mit einer Einschränkung von Kochsalz, der Vermeidung von scharfen Gewürzen und dem Genuss von wassertreibenden Lebensmitteln gelingt Ihnen das wunderbar. Durch entgiften und entschlacken, wirken Sie Ablagerungen entgegen und minimieren die Entstehung von Entzündungsherden deutlich.

Den gesamten Körper entgiften und entschlacken

Maßnahmen, die Sie zum Entgiften und entschlacken einsetzen, sind eng miteinander verbunden und bieten nicht nur in einzelnen Bereichen eine gesundheitliche Verbesserung, sondern viele weitere Vorteile, wovon der ganze Körper profitiert. Es ist niemals nur ein Organ, sondern gleich der gesamte Organismus, den Sie entgiften und entschlacken, wenn Sie die richtigen Maßnahmen ergreifen.

Sie erhalten Ihre Traumfigur, regulieren Ihre Verdauung, reduzieren Entzündungsprozesse in Ihrem Körper, erhalten ein gestärktes Immunsystem zurück und bekommen wieder ein gepflegtes Hautbild. Erlangen Sie mehr Leistungsfähigkeit, Kraft und Energie, um das Leben erfolgreich zu meistern.

Mit all diesem Wissen können Sie nun
erfolgreich mit entschlacken und entgiften
beginnen.

Praktische Anleitung zur Darmreinigung

Gründe für eine Reinigung des Darms gibt es viele, auch wenn entgiften und entschlacken immer zum gleichen Ergebnis führen wird. Dieses Ergebnis sieht folgendermaßen aus: Sie fühlen sich besser, leistungsfähiger, fitter und attraktiver, ungeachtet der gesundheitlichen Probleme, die Sie vielleicht vorher begleitet haben.

Da der Darm in enger Verbindung mit allen anderen Organen steht, wirkt sich sein Zustand, seine Gesundheit und Funktionalität auch auf sämtliche Organe, Körperflüssigkeiten und das gesamte Körpergewebe aus. Wie sich aber Ihr Wohlbefinden durch entschlacken und entgiften des Körpers auswirkt, ist abhängig von unterschiedlichen Faktoren.

- an erster Stelle steht dabei der ursprüngliche Zustand, in dem sich Ihr Körper befindet

- an zweiter Stelle, wie Sie die Darmreinigung durchführen. Dazu gehören nicht nur die Dauer, sondern auch die Ernährung, begleitende Nahrungsergänzungsmittel und viele weitere Dinge

- an dritter Stelle ist ausschlaggebend, welche Art der Darmreinigung Sie durchführen, um das Organ zu entschlacken und zu entgiften

Denken Sie immer daran, dass Ihr Körper die richtige Balance sucht. Darum ist der erste Faktor besonders interessant. Nach einer Darmreinigung stellt sich eine deutliche Verbesserung des Gesundheitszustandes ein, gerade wenn es Ihnen vorher gesundheitlich nicht sonderlich gut ging.

Der überlastete Organismus hat nur darauf gewartet, dass Sie endlich Maßnahmen ergreifen, um Ballast zu entfernen und ihn dabei unterstützen, wieder ein Gleichgewicht herstellen zu können.

Der Körper beziehungsweise der Organismus hat nur die Aufgabe, ein gesundes Gleichgewicht zu erhalten und falls es aus den Fugen geraten ist, dieses wieder herzustellen, ganz gleich wie viel Energie und Kraft dafür benötigt wird. Jeder Körper ist mit einer einzigartigen Selbstheilung ausgestattet. Sie wird auch als Selbstregulationsfähigkeit bezeichnet. Verloren geht sie allerdings, wenn durch falsche Ernährung, belastende Medikamente oder Bewegungsmangel die Bedürfnisse nicht mehr abgedeckt werden. Die schlechte Behandlung führt dazu, dass das Gleichgewicht verloren geht und verhindert, dass der Organismus aus eigener Kraft die wichtige Balance wieder herstellt.

Mit dem entgiften und entschlacken des Darms wird der Selbstheilungsprozess wieder in Gang gesetzt. Der Darm wird entgiftet, gereinigt, belebt, aktiviert und Altlasten abgebaut, um für gesunde Stoffe Platz zu schaffen.

Der zweite Faktor besagt nichts anderes, als dass Sie sich entscheiden können, mit welcher Intensität Sie die Entgiftung und Entschlackung des Darms vornehmen möchten. Damit entscheiden Sie über die jeweilige Wirkung. So können Sie beispielsweise eine Darmreinigung über 10 Tage oder 3 Monate durchführen.

Es gibt eine Vielzahl an Möglichkeiten, wie Sie den Darm am besten entschlacken und entgiften. Die Entscheidung fällt darum umso schwerer. Halten Sie einfach gedanklich im Hinterkopf, das entgiften und entschlacken des Darms bereits mit drei Hauptbestandteilen möglich ist, die Sie individuelle und nach Ihrem Wunsch mit zusätzlichen Wirkstoffen ergänzen.

Hauptbestandteile und Zusatzkomponenten für die Entgiftung und Entschlackung des Darms

Zu den drei Hauptkomponenten gehören:

- Flohsamenschalenpulver
- Zeolith oder Bentonit
- Probiotikum

Flohsamenschalenpulver trägt auch die Bezeichnung Psyllium und dient zum Lösen von Stoffwechselablagerungen und Toxinen, die sich im Verdauungstrakt befinden. Achten Sie darauf, dass die Flohsamenschalen sehr fein gemahlen sind. Gröbere Körnungen und ganze Flohsamen sind weniger gut verträglich und erzeugen einen deutlich geringeren, entgiftenden Effekt.

Zeolith oder Bentonit gehören zu den Heilerden. Werden sie beim Darm entschlacken und entgiften verwendet, nehmen sie Toxine, schädliche Bakterien und

Stoffwechselablagerungen auf und führen diese mit dem Stuhlgang aus dem Darm ab. Beide Heilerden erhalten Sie in Kapseln, als Pulver und in flüssiger Form, wo sie bereits mit Wasser vermischt sind. Verwenden Sie nur solche Produkte, die als Medizinprodukte zugelassen sind.

Als **Probiotikum** werden nützliche Darmbakterien bezeichnet, die Ihnen beim Aufbau eines gesunden Darmmilieus behilflich sind. Es gibt sie als Kapseln, genauso wie in flüssiger Form. Die Entscheidung steht Ihnen frei, ob Sie eines der beiden verwenden oder beide Probiotika miteinander kombinieren. Durch die Häufigkeit der Einnahme und die Dosierung haben Sie Einfluss auf die Geschwindigkeit und Intensität der Entgiftung und Ausleitung der Schlacken.

Beschleunigen lässt sich das Ganze mit folgenden fünf Komponenten, wobei Sie Nahrungsergänzungsmittel je nach Bedarf wählen können, weil diese gar nicht unbedingt nötig sind. Die Wahl der Zusatzkomponenten sollte genau überlegt werden. Wichtig ist dabei, welche davon beim momentanen Zustand am nützlichsten sind.

1. Basische Mineralstoffe

Sollte eine Übersäuerung vorliegen, weil der Körper nicht alle wichtigen Mineralstoffe und Spurenelemente durch die bisherige Nahrungsaufnahme erhalten hat, ergänzen Sie die drei Hauptkomponenten mit einem natürlichen Mineralstoffkomplex. Auf diese Weise geben Sie Ihrem Körper basische Spurenelemente und Mineralien, um die Übersäuerung zu reduzieren.

Gleichzeitig füllen Sie damit die körpereigenen Depots wieder auf, worauf der Körper anschließend zurückgreifen kann.

2. Extrakt aus Grapefruitkernen

Wer immer wieder an Pilzinfektionen leidet, ist mit Grapefruitkernextrakt sehr gut bedient. Denn dieses natürliche Mittel ist die ideale Ergänzung gegen schädliche Bakterien und Pilze im Darm. Außerdem haben Studien gezeigt, dass eine Gewichtsreduzierung mit Grapefruit-Extrakt augenscheinlich unterstützt wird.

3. Gerstengras

Mit Gerstengras unterstützen Sie gleich auf fünffache Weise Ihr Verdauungssystem. Denn die fünf Wirkmechanismen verbessern im Laufe einer langfristigen Einnahme von Gerstengras das Wohlbefinden des Darms. Folgende Wirkungsweisen werden bereitgestellt:

- hilft bei der Bildung einer gesunden Darmflora
- hat eine entzündungshemmende Wirkung
- reguliert den Wassergehalt der Ausscheidungen, verhindert Durchfälle und Verstopfung
- unterstützt die Darmschleimhaut bei der Regeneration
- durch den hohen Chlorophyllgehalt wird die Entstehung von Darmkrebs herabgesetzt

4. Chlorella-Algen

Wenn neben einer Entgiftung und Entschlackung des Darms der gesamte

Organismus profitieren soll, kombinieren Sie Ihre Kur mit Chlorella-Algen.

Die Alge bindet Giftstoffe und sogar Schwermetalle an sich, damit diese durch den Darm ausgeschieden werden können, ohne großen Schaden anzurichten.

5. Bekämpfung von Parasiten mit natürlichen Präparaten

Ohne dass Sie es bemerken, können sich Parasiten in Ihrem Darm befinden, die sich ausbreiten und sogar Verletzungen der Darmschleimhaut herbeiführen können. Ihre giftigen Stoffwechselprodukte belasten Ihren Organismus.

Es entstehen Symptome, die sich nicht zuordnen lassen. Es gibt eine ganze Reihe von Kräutern und Heilpflanzen, die perfekt gegen Parasiten im Darm wirken.

In Verbindung mit einer Kur, dem Körper zugeführt, sorgen sie für ein gesundes Milieu, in dem sich Parasiten ganz und gar nicht wohlfühlen. Folgende Kräuter und Heilpflanzen sind ideal:

- Blätter des Olivenbaums als Olivenblattextrakt- Kapseln
- Schale der Schwarzwalnuss als Schwarzwalnussschalen-Kapseln
- ätherisches Öl von Oregano

Die richtige Kur für entgiften, entschlacken und reinigen des Darms wählen

Wer eine Reinigung des Darms mit Probiotikum, Flohsamenschalenpulver, Zeolith oder Bentonit durchführen möchte, kann zwischen verschiedenen Varianten wählen. Sie stehen in Abhängigkeit mit verschiedenen Faktoren:

- über welchen Zeitraum sich die Reinigung des Darms erstrecken soll
- dem Zeitraum, den Sie für den Aufbau der Darmflora festlegen
- ob Sie Probiotikum in flüssig oder Kapselform verwenden
- ob ein Mineralstoffkomplex zum Einsatz kommt oder nicht
- ob dabei Kapseln oder lieber Shakes bevorzugt werden

Das theoretische Wissen für eine Entschlackung, Entgiftung und Reinigung des Darms ist Ihnen nun hinlänglich bekannt. Sie kennen die Zutaten und ihre Wirkungsweise. Folgende Informationen begleiten Sie bei der praktischen Umsetzung. Wichtig sind dabei die nachstehenden Fragen:

- ➡ Wie?
- ➡ Wann?
- ➡ Über welchen Zeitraum?
- ➡ Welche Ernährung während dem entgiften und entschlacken?
- ➡ Welche Maßnahmen zur Unterstützung und Beschleunigung der Entgiftung?

Da flexibel gestaltete Programme zum Entgiften und Entschlacken die Hauptbestandteile getrennt voneinander verwenden, sind die Zutaten individuell nach Ihren Bedürfnissen und dem Wohlbefinden kombinierbar.

Das Gleiche gilt für die Dosierung, die Sie dementsprechend immer wieder anpassen können. In einem Shake mischen Sie Flohsamenschalenpulver und Bentonit/Zeolith in der Regel im Verhältnis 1: 1 mit Wasser. Beginnen Sie dabei mit kleinen Mengen. Ein Shake könnte zu Beginn folgendermaßen zusammengestellt werden:

- mindestens 200 ml Wasser mit einem halben Teelöffel Flohsamenschalenpulver und Bentonit/Zeolith mixen

Anschließend sollte der Shake sofort getrunken werden! Da die Flohsamenschalen stark aufquellen, entsteht nach kurzer Zeit aus dem Shake eine festere Masse, die Sie nur noch mit einem Löffel essen können. Diese Konsistenz ist nicht jedermanns Geschmack. Für die Reinigung des Darms ist die Quellfähigkeit aber von großer Bedeutung, da diese für entgiften und entschlacken zuständig ist.

Wenn Sie den Shake getrunken haben, trinken Sie zusätzlich innerhalb von 3 bis 5 Minuten langsam 200 bis 300 ml stilles Wasser. Der richtige Zeitpunkt für einen solchen Shake ist 30 bis 60 Minuten vor einer Mahlzeit auf nüchternen Magen.

Wer morgens nicht frühstückt, kann trotzdem den Shake einsetzen. Der genannte Zeitraum ist nur eine Angabe für den Mindestzeitraum, der aber nicht besagt, dass anschließend eine Nahrungsaufnahme erfolgen muss. Den Shake können Sie auch nach einer leichten Mahlzeit wie einem Früchtemüsli oder einer Gemüsesuppe ungefähr 2 Stunden später trinken, da zu diesem Zeitpunkt der Magen wieder leer sein sollte.

Die Einnahme von Probiotikum erfolgt nicht mit dem Shake zusammen, sondern kurz vor oder während der Essensaufnahme.

Ist Ihnen das Mischen der Hauptbestandteile zu aufwendig, lassen sich zum Entgiften und Entschlacken auch Kombi-Präparate verwenden. Sie enthalten zusätzlich Kräuter, die das Reinigen des Darms unterstützen. Außerdem werden diesen Präparaten extra Quellmittel wie Leinsamen beigefügt, wodurch sich eine bessere Verträglichkeit ergibt. Die Kombi-Präparate werden zusätzlich auch mit Probiotikum verwendet.

Wie oft am Tag einen Shake?

Die Shakes verwenden Sie in der Regel morgens und abends. Sie können die Einnahmehäufigkeit aber individuell an Ihr Wohlbefinden anpassen. Die Einnahmeempfehlungen sind nur eine Empfehlung, nichts anderes, sodass Sie die Dosierung und die Menge der Shakes selbst festlegen können.

Bei empfindlichen Menschen sollte die Menge der Hauptbestandteile halbiert und beobachtet werden, wie es ihnen damit geht. Anschließend lassen sich die Einzeldosen und Shake-Anzahl steigern.

Wer weniger empfindlich ist, kann direkt mit der empfohlenen Dosierung und Einnahmeempfehlung durchstarten und später steigern, um entgiften und entschlacken zu intensivieren. Die letzte Woche einer Entgiftungs- und Entschlackungskur dient dazu, den Darm auf das Ende vorzubereiten. Das gelingt Ihnen, indem Sie die Menge der Shakes wieder verringern.

Eine Entgiftung und Entschlackung des Darms könnte sich beispielsweise folgendermaßen darstellen:

Bei 4 Wochen entschlacken und entgiften

1. Woche: einen Shake am Tag

2. Woche: zwei Shakes täglich

3. Woche: zwei bis drei Shakes

4. Woche: pro Tag einen Shake

Wollen Sie lieber 8 Wochen entschlacken und entgiften, können Sie folgendermaßen vorgehen:

1. und 2. Woche: einen Shake

3. bis 6. Woche: zwei Shakes

7. Woche: drei Shakes

8. Woche: einen Shake

Sie müssen sich nicht auf eine Dauer von 4 oder 8 Wochen festlegen, sondern können auch eine 2-Wochen- oder 5-Wochen-Kur durchführen. Bei zwei Wochen und täglich zwei Shakes wird das Halbieren der Dosis empfohlen. Bei 5 Wochen verwenden Sie über 4 Wochen einen Shake mit der normalen Dosierung und starten mit 3 Shakes in die 5. Woche, in der Sie nichts essen, sondern nur Gemüsebrühe, Wasser und Säfte trinken.

Gibt es Nebenwirkungen?

Da entgiften und entschlacken des Darms
keinen festgelegten Verlauf hat und bei jedem
anders vonstattengeht, ist nicht vorhersehbar
mit welcher Geschwindigkeit die Ausleitung der
Toxine, Ablagerungen und
Stoffwechselabfallprodukte erfolgt und welche
Begleiterscheinungen auftreten.

Es kann aber zu vorübergehenden Reaktionen
kommen. Sie werden als Entgiftungskrisen
bezeichnet. Nicht selten sind eine unreine Haut,
Kopfschmerzen, eine Zunahme der
vorhandenen gesundheitlichen Probleme und
Verdauungsstörungen. Wenn diese auftreten,
lässt sich die Dosierung und Anzahl der Shakes
verringern. Damit sorgen Sie dafür, dass die
Ausleitung nicht ganz so extrem verläuft.

Treten beispielsweise Verstopfungen auf,
nutzen Sie nur einen Shake. Achten Sie darauf,
dass Sie ausreichend stilles Wasser trinken.

Hat sich Ihr Körper an den Shake am Morgen
gewöhnt, können Sie die Menge wieder auf
zwei, drei oder vier Shakes steigern. Wer
anstelle von Shakes Kapseln zum Entgiften und
Entschlacken verwendet, hat seltener die oben
genannten Reaktion. Daher kann sich im
Allgemeinen leichter an die
Einnahmeempfehlung gehalten werden.

Ernährung während dem Entgiften und Entschlacken

Die Intensität der Entschlackung und Entgiftung wird durch die Zahl der Shakes bestimmt, die Sie pro Tag während der Kur zu sich nehmen. Wichtig ist aber dabei, dass Sie auch Ihre Ernährung und die tägliche Zahl der Mahlzeiten darauf anpassen.

Wer viele Shakes am Tag trinkt, muss zusätzlich viel stilles Wasser trinken, weniger essen und darauf achten, dass die Lebensmittel basisch sind. In dieser Kombination kann der Organismus am stärksten entgiften und entschlacken. Überschreiten Sie aber nicht die empfohlene Menge von 4 Shakes am Tag.

➡ Vier Shakes sind ideal, wenn Sie entgiften und entschlacken mit einer Fastenkur verbinden und sich nur von Säften, Gemüsebrühe und Wasser ernähren. Feste Nahrung wird dem Körper dabei nicht zugeführt.

➡ Bei der Verwendung von drei Shakes sollten Sie mindesten einmal am Tag eine Mahlzeit durch einen Shake ersetzen. Im Klartext bedeutet das, dass Sie Frühstück und Mittagessen mit einem Shake zusammen verzehren und abends nur einen Shake trinken, nichts weiter. Die Zeiten für das Trinken der Shakes könnten beispielsweise morgens um 7 Uhr, mittags beziehungsweise nachmittags um 15 Uhr und abends um 20 Uhr sein. Feste Mahlzeiten nehmen Sie dann um 8 Uhr und 12:30 Uhr zu sich.

➡ Wer sich für zwei Shakes am Tag
entscheidet, kann am Tag drei
Mahlzeiten essen. Vermeiden Sie
während der Entgiftung und
Entschlackung solche Lebensmittel, die
für Schlacken und
Stoffwechselabfallprodukte gesorgt
haben. In der Hauptsache gehören
dazu industriell verarbeitete
Lebensmittel und Getränke sowie
säurebildende Nahrungsmittel.

Ernährungstipps – richtig essen und trinken beim Entgiften und Entschlacken

- ❖ Vermeiden Sie nach Möglichkeit raffinierten Zucker, Weißmehlprodukte und zuckerhaltige Getränke. Sie stellen für den Darm eine große Belastung dar und haben einen schlechten Einfluss auf die Regeneration der Darmflora.

- ❖ Beschränken Sie den Verzehr von Sojaprodukten, Fleisch und Fisch auf ein Minimum und vermeiden Sie Wurstwaren komplett. Als kleiner Maßstab gilt für die Produkte zwei- bis dreimal die Woche.

- ❖ Streichen Sie Milchprodukte wie Joghurt, Quark, Käse und Milch ganz von Ihrem Speiseplan, während Sie entschlacken und entgiften.

Sie bilden extrem viel Schleim und behindern die Reinigung. Butter dürfen Sie allerdings verwenden.

❖ Alkohol verhindert eine Entgiftung und belastet die Leber unnötig. Daher Finger weg!

❖ Auch wenn Kaffee nicht als säurebildend gilt, stellt er für den Körper eine Belastung dar, gerade wenn Sie täglich viel davon trinken. Anstatt vier Tassen sollten Sie nur 2 Tassen Kaffee am Tag trinken. Vielleicht gelingt es Ihnen ja, ganz auf den Kaffeegenuss zu verzichten? Als Alternative können Sie Lupinen-Kaffee nehmen, der ähnlich köstlich wie Bohnenkaffee schmeckt.

Ideale Lebensmittel zum Darm entgiften und entschlacken

- Blattgemüse, Knollengemüse und Fruchtgemüse lässt sich uneingeschränkt verzehren
- Frische Kräuter, Salat und Früchte inklusive Avocados
- Hülsenfrüchte, die Sie über Nacht einweichen
- Glutenfreie Getreide
- Pseudogetreide wie Quinoa, Hirse, Buchweizen und Amarant
- Samen, Nüsse und Mandeln wie Kürbiskerne, Sonnenblumenkerne, Leinsaat
- Frische Keimlinge aus Brokkolisamen, Linsen, Bohnen, Radieschen usw.
- Esskastanien
- Trockenfrüchte, zuckerfreie Früchte- und Nussriegel in Bioqualität

- ❖ Naturbelassene Öle wie Olivenöl, Kokosöl, Leinöl in Bioqualität
- ❖ 1,5 Liter reines Quellwasser oder gefiltertes Leitungswasser täglich
- ❖ 0,5 Liter basische Kräutertees täglich

Beispiel für die Gestaltung eines Tages beim Entgiften und Entschlacken

Die Uhrzeiten sind nur zur Orientierung angegeben, damit Sie die optimalen Abstände verinnerlichen können. Die Zeiten sind ohne Weiteres auf Ihren individuellen Tagesablauf anpassbar. Wenn mehrere Punkte bei einer Mahlzeit aufgeführt sind, haben Sie die Möglichkeit, sich für eine Mahlzeit zu entscheiden.

6:30 Uhr: ein großes Glas Wasser, Zitronenwasser oder eine große Tasse Kräutertee/Basentee/Brennnesseltee

6:45 Uhr: erster Shake und anschließend ein großes Glas Wasser

7:30 Uhr: Probiotikum einnehmen und frühstücken

- o Früchte oder Fruchtsalat

- o frisch gepresster Frucht- oder
  Gemüsesaft
- o grüner Smoothie als Blattgemüse
- o basisches Müsli, Gemüsesticks oder
  Vollkorntoast mit vegetarischen
  Aufstrich

9.30 Uhr: Zwischenmahlzeit – frische Früchte, grüner Smoothie, basische Snacks, die es noch nicht zum Frühstück gab

12:30 Uhr: Mittagessen zum Beispiel:

- o Salat aus grünem Blattgemüse wie
  Kopfsalat, Rucola oder aus Wildpflanzen
  wie Giersch, Löwenzahn oder Kräutern
  und selbst gezogene Keimlinge oder fein
  geriebene Knollengemüse wie Rettich,
  Kohlrabi und Knollensellerie

Für das Dressing werden Apfelessig oder Zitronensaft und hochwertige, kaltgepresste Öle verwendet.

Den richtigen Geschmack erhalten Sie mit Meer-, Stein-, Kräutersalz oder einer Brennnesselsamen-Gewürzmischung

- Gemüsesuppe oder kurz gedünstetes Gemüse. Dazu glutenfreie Beilagen wie Kartoffeln

Die Mahlzeiten sollten höchstens zwei- bis dreimal in der Woche Fleisch, Fisch oder Sojaprodukte enthalten. Ansonsten wird überwiegend vegetarisch gegessen.

14:30 Uhr: über den ganzen Nachmittag verteilt trinken Sie mindestens 1 Liter stilles Wasser

16:00 Uhr: Zwischenmahlzeit bestehend aus einem Chia-Pudding oder einer Handvoll Mandeln oder einem Glas Mandelmilch

17:00 Uhr: zweiter Shake und anschließend ein großes Glas Wasser

18:00 Uhr: Abendessenszeit und Zeit zur Einnahme des Probiotikums. Für das Abendessen kommen leicht verdauliche Lebensmittel zum Einsatz. Nutzen Sie dafür basische Suppen, Gemüsegerichte oder ayuvredischen Gerichte.

21:00 Uhr: Wenn Sie um 17:00 Uhr keine Zeit für den zweiten Shake hatten, können Sie diesen auch jetzt trinken. Das Abendessen ist mehr als 2 Stunden vorbei.

22:30 Uhr: Versuchen Sie, um diese Zeit schlafen zu gehen. Ihr Körper braucht zum Entgiften und Entschlacken viel Energie und Kraft. Diese erhält der Organismus durch ausreichend Schlaf.

Wenn Sie mit 3 Shakes entgiften und entschlacken möchten, brauchen Sie den obigen Tagesablauf nur geringfügig zu verändern. Nehmen Sie lediglich den zweiten Shake 2 Stunden vor dem Mittagessen zu sich.

Bei der Zwischenmahlzeit am Nachmittag gibt es das Probiotikum und als Abendessen den dritten Shake.

Die verschiedenen Mineralstoffkomplexe können Sie zu den Mahlzeiten einnehmen. Achten Sie bei der Einnahme auf die Vorgaben der Hersteller, um die richtige Dosierung und Menge zu nutzen. Das gilt auch für Chlorella, Gerstenpulver und Grapefruit-Extrakt zur Bekämpfung von Candida.

Wenn Sie Medikamente, wie die Antibabypille oder Schilddrüsenhormone und andere Präparate nehmen müssen, sollten Sie den Shake im Abstand von 3 Stunden zur Medikamenteneinnahme trinken, weil durch den Shake unter Umständen die Wirkung aufgehoben werden kann. Da die Shakes entgiften und entschlacken, reagieren sie auch auf die körperfremden Stoffe, die Sie mit Medikamenten aufnehmen.

Begleitende Maßnahmen beim Darm entgiften und entschlacken

Neben den Shakes, Probiotika und Mineralstoffkomplexen können Sie mit verschiedenen Maßnahmen das Entgiften und Entschlacken des Darms unterstützen und beschleunigen.

1. Treiben Sie Sport und bewegen Sie sich viel. Täglich ein längerer Spaziergang oder ein Workout im Fitnessstudio wirkt wahre Wunder, weil dadurch auch die Tätigkeit des Darms angeregt wird.

2. Die Leber ist das wichtigste Entgiftungsorgan. Bis es dort zu einer Entlastung und Entspannung kommt, muss sie richtig gefordert werden. Dafür sind Bitterstoffe gut, die ihre entgiftende Tätigkeit unterstützen. Diese Bitterstoffe sind beispielsweise in bestimmten Gemüsearten und Salaten sowie in Löwenzahnwurzelextrakt, Bitterbasenpulver und

hochwertigen Kräuterbitter ohne Alkohol
enthalten.

3. Auch wenn Einläufe nicht jedermanns Sache
sind, haben sie eine unbeschreibliche Wirkung,
gerade, wenn Sie den Darm entgiften und
entschlacken wollen. Einen Einlauf können Sie
mit einem speziellen Set ganz leicht zu Hause
durchführen. Nach kurzer Zeit geht Ihnen das
sehr routiniert von der Hand. Durch den Einlauf
werden schnell Stoffwechselgifte und
Ablagerungen ausgeleitet. Gleichzeitig ergibt
sich eine innere Massage des Darms. Dabei
kommt es an den Reflexpunkten zu starken
Impulsen, die eine positive Wirkung auf die
Selbstheilung haben.

4. Wer natürliche Basendrinks wie
Petersilienblattpulver oder Weizengraspulver
sowie frisch gepresste Gemüsesäfte trinkt,
unterstützt die Reinigung des Darms.

5. Mit Bürstenmassagen gelingt es Ihnen, das Lymphsystem in Schwung zu bringen. Ein ordentlicher Fluss der Lymphflüssigkeit fördert die Entgiftung und Ausleitung von Schlacken. Wer eine Bauchmassage durchführt, unterstützt zusätzlich die Aktivität des Darms und das Lösen von Ablagerungen. Beginnen Sie mit einer solchen Massage um den Bauchnabel herum. Dabei führen Sie für 10 bis 15 Minuten kreisende Bewegungen im Uhrzeigersinn durch. Den richtigen Kick für Ihren Darm bekommen Sie, wenn Sie die Massage morgens vor dem Aufstehen durchführen.

Entgiften und entschlacken des Darms gehört zu den wirkungsvollsten und besten Gesundheitsmaßnahmen, die sich auf den gesamten Organismus auswirkt, wenn die richtigen Zutaten zum Einsatz kommen.

Eine Reinigung des Darms können Sie ein- oder zweimal im Jahr durchführen, je nachdem, wie sich Ihre Lebens- und Ernährungsweise gestaltet. Sie sind damit auf der sicheren Seite, dass sich erst gar keine Toxine und Stoffwechselabfallprodukte in Ihrem Körper festsetzen. Wenn Sie noch mehr für Ihren Körper und die Gesundheit machen möchten, können Sie die Leber entgiften und entschlacken.

Während der Schwangerschaft ist von Entschlackungs- und Entgiftungskuren abzuraten, da der Körper alle Energie und Kraft für das heranwachsende Baby im Mutterleib verwenden sollte. Überdies können gelöste Gifte und Schlacken über die Plazenta zum Baby gelangen und die Gesundheit des kleinen Wesens belasten. Wichtig ist zudem, dass Sie nach einer Darmreinigung die Lymphe reinigen. Auch wenn der Darm ein wichtiges Fundament des Immunsystems ist, sollte das Lymphsystem bei einer Entschlackung und Entgiftung nicht außer Acht gelassen werden.

Die Lymphgefäße sind für den Abtransport von Zellbruchstücken, entarteten Zellen, Schlacken, Bakterien, groben Körperabfällen zuständig. In den Lymphknoten werden die Schadstoffe unschädlich gemacht. Ist kein ordentlicher Fluss vorhanden, kommt es zu Stauungen, die letztendlich eine umfassende Entgiftung verhindern. Der Körper verschlackt und die Gesundheit leidet.

Bis zu einem gewissen Grad, erfolgt bei der Darmreinigung auch eine Reinigung der Lymphe, da sie in direkter Verbindung zum Darm stehen. Wenn Sie aber eine spezielle Reinigung der Lymphe vornehmen, sorgen Sie für eine Ableitung von Wassereinlagerungen sowie der Entgiftung und Regeneration der Lymphknoten.

Die Leber – wichtigstes Entgiftungsorgan im menschlichen Körper

Die Leber ist jeden Tag, 24 Stunden lang aktiv, um den Körper zu entgiften, entschlacken und zu reinigen. Sie kennt keinen Urlaub, keine Feiertage und genauso wenig den entspannenden Schlaf.

Normalerweise stellt dieses für das Organ keine Probleme dar. Doch durch die heute moderne Ernährungs- und Lebensweise werden ihre Kapazitäten über die Maßen hinweg beansprucht. Für das Reinigen des Körpers arbeitet sie am Limit und schafft es nur noch mühsam, den Körper und Organismus zu entgiften. Die Anzeichen für eine überforderte Leber stellen sich unterschiedlich dar. Rückenschmerzen, Völlegefühl, Müdigkeit, große Anfälligkeit für Infekte, juckende Haut und ein hoher Cholesterinspiegel sind Merkmale dafür, dass Ihre Leber überlastet ist.

Die Leber ist ein wahres Multitalent mit einem breitgefächerten Aufgabengebiet. Sie ist nicht nur für die Regulierung des Cholesterinspiegels zuständig, sondern wandelt Cholesterin in Gallensäure um, die für die Fettverdauung notwendig ist. Ohne die Gallensäure würde weder das köstliche Stück Sachertorte noch das kleinste Häppchen Käse verstoffwechselt. Das Organ ist die Hauptkontrollzentrale für die Fettverdauung und sorgt dafür, dass der Organismus fettlösliche Vitamine bekommt. Die Leber trägt auch die Verantwortung dafür, ob die gelösten Fette als Reserven angelegt oder direkt als Energie verwendet werden. Über die Leber wird dementsprechend gesteuert, ob Sie Gewicht verlieren oder zunehmen.

Zudem ist Ihre Leber die Zentrale für Enzyme und zahlreiche Hormone, die sie selber herstellt.

Damit im Körper alles ordnungsgemäß funktioniert, muss die Leber ordentlich funktionieren. Denn alle Körperaktivitäten sind von den tausenden Enzymsystemen abhängig, die in der Leber aufgebaut werden. Bereits eine einzelne Einschränkung beim Aufbau kann die gesamten Körperfunktionen durcheinanderbringen und zu Stoffwechselstress führen.

Das ist aber noch nicht alles: Alles, was Sie essen und trinken landet in verdautem Zustand über die Dünndarmschleimwand ins Blut und wird anschließend an die Leber weiter transportiert. Giftstoffe, die Sie über die Atemwege und die Haut aufnehmen gelangen auch zur Leber.

Sie hat nun die wichtige Aufgabe, die Gifte herauszufiltern und zu neutralisieren. Nachdem dieses vollbracht ist, erfolgt eine Ausleitung über die Nieren und den Darm. Solange diese Vorgänge alle ordnungsgemäß durchgeführt werden, fühlen Sie sich wohl, gesund und agil.

Ergibt sich aber eine extreme Überlastung der Leber durch Stress und hineinströmende Gifte, hat das einen großen Einfluss auf den gesamten Organismus.

Ein kleines Beispiel: Wenn die Müllabfuhr plötzlich nur noch den halben Hausmüll mitnehmen würde, wirkt sich dieses sofort ungünstig auf die Kapazität Ihrer Mülltonne aus. Überschüssigen Müll beginnen Sie im Hinterhof zu lagern. Das hat verheerende Auswirkung auf die Gesundheit. Neben der Geruchsbelästigung haben Sie schnell Ungeziefer als Untermieter. Parasiten und Bakterien haben den perfekten Nährboden.

Es entstehen Krankheiten, die sich in rasender Geschwindigkeit ausbreiten. Schnell herrschen ganz extreme Zustände.

Das beschriebene Szenario passiert in Ihrem Körper, wenn die Leber überlastet und krank ist. Sie hat nicht mehr die Kraft, alle einströmenden Gifte, Schwermetalle und Stoffwechselabfälle zu verarbeiten und zu neutralisieren. Das Blut aus der Leber ist mit Toxinen belastet, stellt nicht mehr genügend Sauerstoff bereit und transportiert die Stoffwechselschlacken nicht mehr ordnungsgemäß ab.

Der Gift- und Schlackencocktail gelangt zur Zwischenlagerung ins Bindegewebe. Die dort entstehenden Verklebungen sind dafür verantwortlich, dass in jeder einzelnen Zelle keine optimale Versorgung erfolgt und Entsorgung durchgeführt wird.

Damit ist die beste Grundlage für viele
verschiedene Arten von Krankheiten
geschaffen. Bei einer überlasteten Leber treten
häufig ähnliche Symptome, wie bei einem
überlasteten Darm auf:

> Verdauungsprobleme,
  Völlegefühl, Blähungen
> hohe Cholesterinwerte
> Antriebslosigkeit
> Müdigkeit
> mysteriöse Rückenschmerzen
> unerklärbarer Juckreiz
> Kopfschmerzen
> Hautirritationen und unreine
  Haut

Die Leber ist ein Organ, das eine
unbeschreibliche Regenerationsfähigkeit
besitzt. So wird bei einer Transplantation
beispielsweise für ein Kind keine ganze,
sondern nur ein Stück der Spenderleber
gebraucht, da das gespendete Stück zu einer

voll funktionstüchtigen ganzen Leber heranwächst. Das gilt auch für das Spenderorgan, welches sich weiterhin im Körper des Spenders befindet. Und genau diese einzigartige Regenerationsfähigkeit können Sie für sich selbst nutzen, indem Sie die Leber entschlacken und entgiften. Umgehend spüren Sie den Erfolg, der sich nach einer Reinigung der Leber einstellt. Sie fühlen sich besser, die Verdauung funktioniert wieder ordentlich, Sie spüren die Kraft sowie erhöhte Leistungs- und Konzentrationsfähigkeit, die Ihnen bisher gefehlt hat.

9 Wege, um die Leber zu entgiften und zu entschlacken

Wenn Sie eine ganzheitliche Leberreinigung durchführen wollen, sollten Sie vorab folgendes wissen. Diese Form der Reinigung wird über einen längeren Zeitraum durchgeführt.

Das können ein paar Wochen, genauso wie ein paar Monate sein. Dabei unterstützen, entlasten und aktivieren Sie das Organ, damit es sich auf lange Sicht gesehen selbst erholen und regenerieren kann.

Wenn dieser Vorgang vollständig abgeschlossen ist, kann die Leber wieder volle Leistung bei der körpereigenen Entgiftung erbringen, den Stoffwechsel ordnungsgemäß durchführen und nötige Heilungsprozesse einleiten und steuern. Die Maßnahmen bei einer ganzheitlichen Reinigung der Leber sehen folgendermaßen aus:

- Basische Ernährung

- Entschlacken und entgiften des Darms

- Probiotika

- Bitterstoffe

- Curcumin

- Mariendistelextrakt

- Artischockenextrakt

- Capsaicin aus Chilischoten

- Lebensmittel, die die Leber reinigen

Es reichen bereits zwei oder drei der Maßnahmen, um Ihrer Leber etwas Gutes zu tun, sodass Sie nicht gleich das ganze Programm durchführen müssen.

1. Basische Ernährung, um die Leber zu entgiften und zu entschlacken

Eine gesunde, ausgewogene, hochwertige Nahrung ist eine wichtige Grundlage, um das Organ zu entschlacken, entgiften und zu reinigen. Diese leberfreundliche Ernährung versorgt die Leberzellen mit wichtigen Vitalstoffen und schützenden Antioxidantien. Eine basische Ernährung, wo die Basen im Überschuss sind, entlastet und stellt alle wichtigen Nährstoffe bereit, damit die Leber wieder in vollem Umfang arbeiten kann. Zusätzlich verwenden Sie leberreinigende und aktivierende Lebensmittel, die Sie nachfolgend finden.

2. Mit einer Darmreinigung die Leber reinigen

Wer den Darm entgiftet, entschlackt und reinigt, macht auch gleichzeitig etwas für die Leber. Denn die Gifte und Schlacken gelangen durch die Dünndarmschleimhaut über das Blut auf direktem Wege in die Leber. Ist der Darm gesund, können sich keine schädlichen Pilze und Bakterien ansiedeln. Es entstehen keine Gifte und schädliche Stoffwechselrückstände, genauso wenig gelangen unvollständig verdaute Partikel aus dem Darm in die Leber, die zu einer Überlastung führen. Daher sollten Sie eine Reinigung der Leber mit dem Darm entschlacken und entgiften verbinden.

3. Probiotika für die Reinigung der Leber

Wenn Sie vor einiger Zeit bereits eine Reinigung des Darms durchgeführt haben, sollten Sie bei der nun folgenden Reinigung der Leber Probiotikum einnehmen. Die probiotischen Bakterien sind nämlich nicht nur für den Darm und die allgemeine Gesundheit gut, sondern wirken auch direkt unterstützen auf die Leber ein.

Aus mehreren Studien ist mittlerweile bekannt, dass Probiotika die Rückbildung einer Fettleber begünstigt und beschleunigt und das bereits nach 30 Tagen. Sinnvoll für entgiften und entschlacken der Leber sind Probiotika, die mindestens folgende Bakterienstämme umfassen:

- Bifidobacterium breve
- Lactobacillus paracasei
- Lactobacillus rhamnosus

4. Bitterstoffe für entschlacken und entgiften der Leber

Bitterstoffe wirken auf den gesamten Organismus und besonders auf die Funktionalität der Leber, Gallenblase und Bauchspeicheldrüse ein. Durch die Bitterstoffe werden die Ausschüttungen von Gallensaft, Enzymen aus der Bauchspeicheldrüse und die Leberaktivität angeregt. Der gesamte Stoffwechsel kommt in Schwung, überflüssige Pfunde lassen sich leichter abbauen und Verstopfungen verschwinden. Für die Einnahme eignen sich Löwenzahnwurzelextrakt, Bitterbasenpulver, Löwenzahnblattpulver und Kräuterelixiere ohne Alkohol, die Sie 15 bis 30 Minuten vor dem Essen oder gemäß Herstellerempfehlung einnehmen.

5. Curcumin für die Reinigung der Leber

Sie kennen alle Kurkuma. Dieses gelbe Gewürz
ist für die Gesunderhaltung der Leber ein
kraftvoller Begleiter. Gewonnen wird das Pulver
aus einer Wurzel, die den Stoff Curcumin
enthält.

Genau dieser Stoff schützt Ihre Leber vor
Schädigungen, die durch Gifte hervorgerufen
werden. Ist die Leber bereits geschädigt, wird
durch die Verwendung die Zellregeneration
unterstützt. Darüber hinaus kurbelt Curcumin
die Gallenflüssigkeitsproduktion an, verkleinert
geschwollene Gänge der Leber und verbessert
die Funktionsweise der Gallenblase.

Indem Sie Ihre Speisen mit Kurkuma würzen,
erreichen Sie nicht die gewünschte Wirkung, da
Sie kaum die benötigte Menge einsetzen.
Trinken Sie Kurkuma zusätzlich als Tee und
mischen Sie ihn mit Pfeffer. Damit erhöhen Sie
die Wirkung von Curcumin um ein Vielfaches.

Wenn Ihnen ein solcher Tee nicht behagt, können Sie auch auf Kapseln mit einer Kurkuma-Pfeffermischung zurückgreifen.

6. Nutzen Sie die Mariendistel

Beim entschlacken und entgiften der Leber
sollten Sie Mariendistel nicht vergessen. Die
Pflanzen hat Silymarin als pflanzlichen
Inhaltsstoff, der mit seiner Wirkung eine
Stabilisierung der Leberzellmembranen bewirkt
und so verhindert, dass Toxine in die Leber
gelangen. Gleichzeitig verbessert das
Pflanzenstoffgemisch die Durchblutung der
Leber, fördert die Regeneration des Organs und
unterstützt die Neubildung von Leberzellen.
Mariendistel gibt es als Kapseln. Achten Sie
darauf, dass in einer Kapsel mindestens 70 mg
an Silymarin enthalten sind. Aufschluss über die
enthaltene Menge und die Einnahme gibt Ihnen
der Beipackzettel. Bei einer täglichen Einnahme
kann die Menge bei 200 bis 400 mg liegen.

7. Artischockenextrakt – ein typisches Präparat für die Reinigung der Leber

Die Artischocke mit ihren Extrakten in den Blättern erzielt einen positiven Effekt bei der Leberreinigung. Denn die Wirkstoffe kurbeln den Gallenfluss an und haben gleichzeitig eine bindende, entgiftende Wirkung, wodurch die Belastung durch Gifte reduziert wird. Beide Eigenschaften sorgen für eine merkliche Entlastung der Leber. Ein weiterer positiver Effekt wird durch die Schutzfunktion bereitgestellt, da sie die Leberzellen geschützt und zur Regeneration angeregt. Artischockenextrakt gibt es für Sie als Frischpflanzenpresssaft oder in Kapseln.

8. Capsaicin aus Chilischoten zum Entgiften und Entschlacken

Die Schärfe von Chilischoten wird durch den Stoff Capsaicin erzeugt. Genau diese Schärfe bietet einen sehr guten Reinigungseffekt und hilft dabei, die Leber zu entgiften und zu entschlacken. Damit ergibt sich eine schnelle Regeneration der Leber, die das wichtigste Entgiftungsorgan im menschlichen Körper ist. Capsaicin wird sogar nachgesagt, dass der Wirkstoff auch Fibrosen, sogenannte Vernarbungen im Gewebe der Leber entgegenwirkt. Gleichzeitig soll die Entstehung von Zirrhose und Leberkrebs herabsetzen werden. Den Wirkstoff können Sie über einen häufigen Verzehr von Chilischoten oder über Kapseln mit dem Inhaltsstoff Capsaicin dem Körper zuführen.

9. Spezielle Lebensmittel, die die Leber entschlacken, entgiften und reinigen

Es gibt einige Lebensmittel, die Sie regelmäßig in Ihren Ernährungsplan aufnehmen sollten, weil diese sich positiv auf die Leber auswirken.

- **Knoblauch**, mit seinen vielen schwefelhaltigen Inhaltsstoffen, aktiviert die Leberenzyme, die für das Ausleiten von Giften und Schlacken zuständig sind. Da die Knolle mit der Zwiebel verwandt ist, enthält sie auch Selen, das eine besondere Wirkung bereitstellt. Das Spurenelement wirkt in der Leber schützend vor schädlichen Giften und hilft mitunter beim Entgiftungs- und Entschlackungs Prozesses.

- **Grüner Tee** ist mit dem pflanzlichen Inhaltsstoff Catechine ausgestattet, der eine ganz spezielle antioxidative

Wirkung bereitstellt. Der Pflanzenstoff kann angesammeltes Fett in der Leber beseitigen und die Gesundheit des Organs fördern. Noch besser gestaltet sich die Verwendung von

Leber-Kräutertee, da in dieser Teemischung weitere Kräuter enthalten sind. Dazu gehören beispielsweise Fenchel, Süßholzwurzel, Löwenzahnblätter, Schafgarbenblätter, Minzblätter oder Zitronengras, die sich vorteilhaft auf die Gesundheit der Leber auswirken. **Basische Tees** haben genauso die Gesundheit der Leber im Blick, entlasten das wichtigste Entgiftungsorgan und unterstützen die Regeneration. Zusätzlich wirken sie reinigend beim Blut und in den Nieren und stellen eine gute Versorgung mit Basen sicher.

Für einen optimalen Effekt sollten Sie zwei bis drei Tassen basische Tees am Tag und gelegentlich grünen Tee trinken.

- **Grünes Blattgemüse** schmeckt nicht nur gut, sondern hat eine besonders reinigende Wirkung. Rucola, Spinat, Chicorée, Löwenzahn, Gartenmelde, grüne Salate und guter Heinrich enthalten eine große Menge an Stoffen, die schädliche Schwermetalle, Pestizide und Herbizide aus der Leber ausleiten können. Gleichzeitig können grüne Blattgemüse die Herstellung und den Durchfluss der Gallenflüssigkeit anregen und damit den Körper entschlacken und entgiften. Die unterschiedlichen Gemüsesorten lassen sich vielseitig verarbeiten und ergeben auch einen köstlichen grünen

Smoothie, den Sie regelmäßig trinken
können.

- **Avocados** sollen offenbar die Fähigkeit
  besitzen, eine geschädigte Leber
  wieder zu heilen. Bei einem Verzehr
  von ein bis zwei Avocados wöchentlich
  soll bereits nach 30 Tagen eine
  Verbesserung bei einer geschädigten
  Leber eintreten. In der birnenförmigen
  Frucht sind wertvolle Pflanzenfette
  enthalten, die im Körper die Bildung
  von körpereigenem Glutathion
  aktivieren. Dieser Stoff ist in jeder
  Körperzelle, besonders in den
  Leberzellen vertreten, um vor freien
  Radikalen zu schützen. Indirekt werden
  damit ein guter Schutz vor starker
  Giftbelastung und eine reinigende
  Wirkung bereitgestellt.

- **Walnüsse** enthalten
Omega-3-Fettsäuren, Glutathion und
L-Arginin, alles wichtige Stoffe, die der
Leber dabei helfen, schädlichen
Ammoniak abzubauen, der bei einem
Überschuss an Aminosäuren entsteht.
Walnüsse müssen beim Verzehr immer
sehr gut zerkaut werden, bevor sie in
den Magen gelangen. Kaufen Sie
frische Nüsse und knacken Sie diese
direkt vor dem Verzehr. Wer im Garten
einen Walnussbaum hat, kann die
Nüsse nach dem Trocknen sehr gut
einlagern. Das vorherige trocknen ist
wichtig, damit kein Schimmel entsteht.

- **Sprossen von Rettich, Radieschen
und Broccoli** enthalten
Senfölglykoside, die zu den sekundären
Pflanzenstoffen gehören und die
Gallen- sowie Lebertätigkeit anregen.

Die Senfölglykoside sollen sogar die
Galle von Gries befreien und eine gute
Wirkung bei Gallensteinen erzielen,
wenn diese nicht zu weit
fortgeschritten sind. Der Stoff
verbessert auch die Darmflora und
wirkt positiv auf das gesamte
Verdauungssystem. Die Sprossen gibt
es als Saatgut zum selber züchten.
Wenn Sie dabei auf Bioqualität achten,
wissen Sie genau, was auf Ihren Teller
kommt und Ihre Leber wird sich freuen.

Leitfaden für entschlacken und entgiften der Leber

Dieser Leitfaden dient zur Orientierung, wie Ihnen entgiften und entschlacken der Leber am besten gelingt. Der Effekt, der sich mit einer Reinigung einstellt, wird Ihnen wieder ein gesundes Körpergefühl und mehr Energie geben. Unterschätzen Sie nicht die Wirkung und die neu aktivierten Selbstheilungskräfte Ihres Körpers.

1. Stellen Sie Ihre Ernährung für einen bestimmten Zeitraum auf eine basenüberschüssige Ernährungsweise und anschließend auf eine basische Ernährung um.

2. Kombinieren Sie die Reinigung der Leber mit einer Entgiftung und Entschlackung des Darms. Die Darmreinigung sollte über einen Zeitraum von vier Wochen durchgeführt werden. Zusätzlich sollten Sie Probiotikum dem Körper zuführen. Am besten ein bis zweimal täglich.

Die Einnahme kann auch über den Reinigungszeitraum fortgeführt werden.

3. Während Sie die Leber und den Darm entgiften und entschlacken sind Bitterstoffe ein wichtiger Bestandteil. Dabei haben Sie die Wahl zwischen alkoholfreien Kräuterelixieren, Löwenzahnblattpulver oder Bitterbasenpulver.

4. Verwenden Sie bei der reinigenden Kur Curcumin. Wer Scharfstoffe gut verträgt, kann auch Capsaicin verwenden.

5. Gestalten Sie einen neuen Speiseplan, der auch Sprossen von Radieschen, Brokkoli, Rettich und viel Gemüse enthält.

6. Ein bis dreimal in der Woche sollten Avocados auf dem Speiseplan stehen.

7. Verwenden Sie Knoblauch bei Ihren Gerichten.

8. Verzehren Sie regelmäßig Walnüsse als Snack zwischendurch oder beispielsweise im Salat und in Form eines basischen Kuchens.

9. Machen Sie sich jeden Morgen einen grünen Smoothie aus grünem Blattgemüse.

10. Anstelle von Kaffee trinken Sie täglich mehrere Tassen basischen Tee mit Leberkräutern und gelegentlich eine Tasse grünen Tee.

11. Trinken Sie pro Tag zwischen 1,5 und 2 Liter hochwertiges, stilles Wasser, am besten Quellwasser.

12. Nach dem entschlacken und entgiften verwenden Sie hochwertige Mariendistelpräparate und Artischockenextrakt über einen Zeitraum von mindestens sechs Wochen.

13. Essen Sie frische, selbst zubereitete
Lebensmittel, die aus kontrolliertem,
biologischem Anbau stammen.

14. Fleisch, Fisch und Geflügel sollten aus
kontrollierter, artgerechter Haltung stammen.
Auf Ihrem Speiseplan sollten Sie Fleisch und
Fisch nur zweimal die Woche in die Mahlzeiten
integrieren.

15. Verwenden Sie zum Kochen, braten und
backen nur hochwertige Fette und Öle.

16. Vermeiden Sie Fertigprodukte, raffinierten
Zucker und Weißmehlprodukte.

17. Alkohol, Nikotin und Koffein werden
komplett verbannt.

18. Geben Sie Ihrem Körper Antioxidantien. Sie
sind in gesunden Lebensmitteln enthalten,
können aber auch durch hochwertige
Nahrungsergänzungsmittel vorübergehend dem
Körper zugegeben werden.

19. Versorgen Sie Ihren Körper ausreichend mit Vitamin D, indem Sie täglich das natürliche Tageslicht an der frischen Luft genießen.

20. Bewegen Sie sich täglich oder treiben Sie Sport, um den Organismus anzukurbeln.

21. Schlafen Sie ausreichend, um dem Körper die nötige Ruhe zu gönnen.

22. Verwenden Sie ein durchdachtes Stress-Management und sorgen Sie für Entspannungsmomente. Ideal dafür sind eine progressive Muskelentspannung nach Jacobson, Meditation sowie Vitalstoffe, wie Magnesium und Vitamin-B-Komplex, die nervenschützend wirken.

Mit einer basischen Entlastungskur entgiften und entschlacken unterstützen

Eine basische Entlastungskur trägt heute den modernen Namen Detox-Kur und zielt darauf ab, dass keine säurebildenden Lebensmittel mehr auf den Teller kommen und durch Nahrungsmittel ersetzt werden, die vitalstoffreiche Basenbilder vorweisen.

Mit einer solchen Ernährung kurbeln Sie den Stoffwechsel an und sorgen für eine Entlastung und Regeneration der Entgiftungsorgane. Basische und basenüberschüssige Ernährung bedeutet nicht, dass Sie auf Köstlichkeiten verzichten müssen. Es wird nur genauer geschaut, was gegessen wird. Sie werden erstaunt sein, wie köstlich und genussvoll basenbildendes Essen sein kann.

Eine basische Entlastungskur oder Detoxen ist nichts Anderes, als entgiften und entschlacken.

Dabei führen Sie im Organismus ein großes Reinemachen durch. Gleichzeitig überdenken Sie Ihre bisherige Ernährungsweise und Hinterfragen dabei den Nutzen für Ihren Körper und Organismus. Schnell wird Ihnen klar, wie belastend die bisherige Ernährung für den Körper ist und warum Ihnen die nötige Energie und Kraft fehlt. Der Stoffwechsel braucht fast alle Kraftreserven, um seine Arbeit zu erledigen.

Für die Entgiftung und Entschlackung gehen die Entgiftungsorgane bis an Ihre Leistungsgrenzen, sodass für andere wichtigen Aufgaben keine Kapazitäten mehr übrig bleiben. Sie fühlen sich schlapp, antriebslos, sind unkonzentriert und fühlen sich krank. Ein stark belasteter Organismus beeinträchtigt das Immunsystem. Es entstehen Krankheiten, die Sie aber mit einer unterstützenden und entlastenden Ernährung wieder auf Vordermann bringen.

Bei einer Ernährungsumstellung auf eine basenüberschüssige Ernährungskur lernen Sie wieder auf das eigene Körpergefühl zu hören. Gleichzeitig ergibt sich dabei eine neue Sensibilität für die eigenen Bedürfnisse und die Dinge, die der Körper wirklich braucht. Das Konzept wirkt nicht nur auf den Körper, sondern auch auf Ihre Denkweise und führt zu einer ganzheitlichen Entgiftung.

Für ein gutes Körpergefühl ist ein ausgeglichener Säure-Basen-Haushalt sehr wichtig. Diese Balance lässt sich mit basischen Gerichten wieder herstellen. Ferner hat ein ausgeglichener Säure-Basen-Haushalt eine große Wirkung auf die Ausscheidungsorgane wie Leber, Darm, Nieren, Haut und Lungen, weil diese durch die Ernährung den wichtigen Aufgaben wieder besser nachgehen können, nämlich entgiften, entschlacken und reinigen auf ausgeglichenem Niveau.

Bei einer Überlastung der Entgiftungsorgane treten früher oder später körperliche Anzeichen wie Gewichtszunahme, Kopfschmerzen, Schlafstörungen, Magenprobleme und unreine Haut auf, die auch durch die Giftstoffe im Körper hervorgerufen werden.

Diese werden nur langsam oder gar nicht abgebaut und ausgeleitet. Gesundheitliche Beeinträchtigungen sind ein Hilferuf des Körpers und signalisieren, dass etwas nicht stimmt. Basische Entlastungskuren bestehen aus reifen, naturbelassenen Lebensmitteln, die viele Nährstoffe, Vitamine und Spurenelemente enthalten, die der Körper sehr gut verwerten kann.

Genau diese Nahrungsmittel sorgen für einen gut funktionierenden Stoffwechsel, stärken das Immunsystem an und unterstützen die Selbstheilung.

Bei dieser Ernährungsform dürfen Sie auf die große Auswahl an basischen Lebensmitteln wie Gemüse, Obst, Pilze, Salat, Sprossen, Nüsse, Keimlinge, Kräuter und Hülsenfrüchte zurückgreifen. An Getränken gibt es Wasser ohne Kohlensäure, ungesüßten Tee wie grünen Tee und Basentee. Auf Lebensmittel, die im Körper ein saures Niveau erzeugen, wird dagegen komplett verzichtet. Darum gehören Käse, Milchprodukte, Süßigkeiten, Weißmehlprodukte, Kaffee und Alkohol nicht auf den Speiseplan.

Drei basische Mahlzeiten lassen sich ganz bequem zusammenstellen. Für ein gesundes, ausgewogenes Frühstück nutzen Sie ein basisches Müsli, dass Sie aus frischem Obst der Saison zusammenstellen. So geben Sie Ihrem Körper alle gesunden und wichtigen Ballaststoffe und kurbeln gleichzeitig die Verdauung an.

Beim Mittagessen greifen Sie auf einen köstlichen Salat zurück, den Sie mit frischen Kräutern verfeinern und würzen. Wenn Sie davon noch nicht satt sind, gönnen Sie sich noch eine Portion Rohkost oder gegartes Gemüse.

Falls Sie Rohkost nicht vertragen, verarbeiten Sie gekochtes Gemüse als Salat oder zu einem leckeren Gemüsegericht. Am Abend gibt es eine köstliche Gemüsesuppe, die Sie aus frischem Suppengemüse selber kochen. Um Abwechslung zu schaffen, können Sie auch gedünstetes Gemüse als abendliche Mahlzeit verzehren.

Es gibt eine Unmenge an Rezepten für eine basische Entlastungskur, sodass Essen niemals langweilig wird. Auch wenn die Zubereitung etwas aufwendiger ist, sollten Sie sich die Zeit nehmen.

Sie entgiften, entschlacken und reinigen Ihren Körper und erhalten als Lohn einen tadellos funktionierenden Organismus sowie neue Lebensenergie. Diese wertvollen Geschenke sind es doch wert!

Ein weiterführendes Buch zum Thema basische Ernährung inklusive den besten basischen Rezepten finden Sie unter meinen Büchern, indem Sie einfach Sandra Baulich in die Amazon Suchmaske eingeben.

Entschlacken und entgiften – unterstützen Sie die unglaublichen Fähigkeiten des Körpers

Der menschliche Körper ist ein wahres Wunderwerk der Natur, in dem alles reibungslos funktioniert. Die unterschiedlichen Organe arbeiten Hand in Hand nach einem gut durchdachten Netzplan und sorgen dafür, dass die Funktionalität und ein reibungsloser Ablauf bei der Verstoffwechselung erhalten bleiben.

Leider gehen die Menschen nicht immer pfleglich mit Ihrem Körper um und vernachlässigen wichtige Dinge, die für die Gesunderhaltung wichtig sind. Der Organismus macht diesen Raubbau eine ganze Zeit lang mit, bis er die Notbremse zieht, weil er die Belastung kaum noch bewältigen kann. Die ersten Symptome, die mit einer Überlastung des Organismus einhergehen, werden oftmals abgetan.

Allerdings führt ein chronisch überlasteter Organismus zu folgenschweren Erkrankungen. Es können Rheuma, Arthrose, Gicht, Muskel- und Gelenkschmerzen, Osteoporose und weitere chronische Erkrankungen auftreten.

Soweit muss es aber gar nicht erst kommen! Sie haben die einzigartige Chance, selber etwas für Ihre Gesundheit zu machen, indem Sie wieder ein gesundes Gleichgewicht herstellen. Entschlacken und entgiften gelingt Ihnen auf ganz natürliche Weise, wenn Sie dafür viele Produkte aus der Natur verwenden. Natürliche Lebensmittel aus biologischem Anbau enthalten alle wichtigen Nährstoffe und Vitamine, die der Körper braucht, damit die wichtigen Entgiftungsorgane wie Leber, Nieren und Darm richtig funktionieren, wieder gesund werden und auf Dauer auch bleiben.

Starten Sie mit einer natürlichen ganzheitlichen Reinigung, damit Sie die Schadstoffe, Gifte und Schlacken ausleiten, die der Organismus wegen

Überbelastungen nicht verarbeitet, sondern in den Zellen ablagert. Diese Abfallprodukte schwächen das Immunsystem und sorgen dafür, dass Sie anfälliger für Krankheiten sind. Überdenken Sie Ihre Lebens- und Ernährungsgewohnheiten. Denn hier liegen die Übeltäter für eine Überbelastung des Organismus verborgen. Mit wenigen Schritten können Sie etwas ändern. Eine ausgewogene basische Ernährung, Bewegung, entgiften, entschlacken, Sport und Entspannung bringen die Wende, die Ihr Körper braucht, um seine einzigartigen Fähigkeiten in vollem Umfang einsetzen zu können. Sie entlasten den Organismus, der sich jetzt wieder voll auf seine eigentlichen Aufgaben konzentrieren kann, im Rahmen der dafür vorgesehenen Ressourcen.

Wer sich auf die Veränderung der Lebens- und Ernährungsgewohnheiten einlässt, spürt schnell Linderung und erhält die frühere Kraft, Energie und Vitalität zurück.

Dafür sind jetzt wieder Kapazitäten vorhanden.
Greifen Sie die Gelegenheit beim Schopf. Mit
dem Wissen, was Sie bis jetzt erlangt haben,
fällt es Ihnen nicht mehr so schwer, endlich
Ihren Lebensstil zu ändern und in ein gesundes
Leben durchzustarten. Ein gesunder Körper mit
einem gut funktionierenden Stoffwechsel
verwertet alle Nährstoffe und Vitamine optimal
und lässt sogar überflüssige Fettablagerungen
im Gewebe schrumpfen. Probieren Sie es doch
einfach aus und schauen Sie zu, wie sich Ihre
Gesundheit und das Körpergefühl verbessert!

Sandra Baulich

Haftungsausschluss und Impressum

Der Inhalt dieses Buches wurde mit sehr großer Sorgfalt
erstellt und geprüft.
Für die Richtigkeit, Vollständigkeit und Aktualität des
geschriebenen kann jedoch keine
Garantie gewährleistet werden.

Sowie auch nicht für Erfolg oder Misserfolg bei der
Anwendung des gelesenen.
Der Inhalt des Buches spiegelt die persönliche Meinung
und Erfahrung des Autors wider.
Der Inhalt sollte so ausgelegt werden, dass er dem
Unterhaltungszweck dient.
Er sollte nicht mit medizinischer Hilfe verwechselt
werden.

Juristische Verantwortung oder Haftung für
kontraproduktive Ausführung oder falsches Interpretieren
von Text und Inhalt wird nicht übernommen.

Impressum
Autor: Sandra Baulich
vertreten durch:
Markus Kober
Kreuzerwasenstraße 1
71088 Holzgerlingen
markus.kkober@gmail.com

<u>Quellenangabe:</u>

https://www.zentrum-der-gesundheit.de/entschlackung-ia.html

https://www.zentrum-der-gesundheit.de/basentherapie.html

https://www.zentrum-der-gesundheit.de/wie-funktioniert-eine-darmreinigung.html

https://www.zentrum-der-gesundheit.de/leberreinigung.html

https://www.zentrum-der-gesundheit.de/entschlackung.html

https://www.vital.de/gesundheit/detox/galerie/10-detox-methoden

https://www.gloryfeel.de/pages/entschlacken-und-entgiften

https://www.praxisvita.de/entschlacken-oder-entgiften-leber-entgiften-so-wird-der-gesamte-koerper-9562.html

https://www.sueddeutsche.de/gesundheit/warum-entschlacken-unsinn-ist-mythos-entgiften-1.1244755

https://www.basenfasten.de/blog/detox-kur-natuerlich-entgiften/

http://www.greensoul.de/basenfasten/

http://www.spiegel.de/gesundheit/ernaehrung/detox-entschlacken-und-entgiften-was-bringt-das-a-1185155.html